Te 74/4

F. 1573.

# TABLEAU

## SYNOPTIQUE ET STATISTIQUE

DE

## TOUTES LES ESPÈCES DE BÉGAIEMENT,

ET DES MOYENS CURATIFS QUI CONVIENNENT A CHAQUE VARIÉTÉ EN PARTICULIER; SUIVI DE
L'ARTICULATION ARTIFICIELLE DE TOUTES LES LETTRES ET DE TOUS LES SONS QUI ARRÊTENT
LE PLUS SOUVENT LES BÈGUES.

### PAR COLOMBAT DE L'ISÈRE,

MÉDECIN FONDATEUR ET DIRECTEUR DE L'INSTITUT ORTHOPHONIQUE POUR LE TRAITEMENT DES BÈGUES ET DES
MUETS; COLLABORATEUR DE PLUSIEURS JOURNAUX DE MÉDECINE ET SCIENTIFIQUES; MEMBRE DE LA SO-
CIÉTÉ ANATOMIQUE DE PARIS, DU COMITÉ CONSULTATIF DE LA SOCIÉTÉ POUR L'ÉMANCIPATION INTELLEC-
TUELLE, DU CERCLE CHIRURGICAL DE MONTPELLIER, DE LA SOCIÉTÉ MÉDICO-CHIRURGICALE DE LYON, COR-
RESPONDANT DE PLUSIEURS SOCIÉTÉS PHILANTROPIQUES ET LITTÉRAIRES, ETC.

*Ce tableau synoptique doit être joint au Traité sur le bégaiement envoyé à
l'institut pour le concours pour le prix de Monthyon, année 1833.*

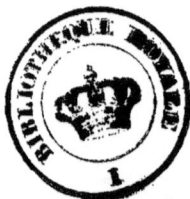

..... Si quid novisti rectius istis,
Candidus imperti: si non, his utere mècum.
HORACE.

## PARIS.

### CHEZ LES PRINCIPAUX LIBRAIRES DE MÉDECINE,

### ET CHEZ L'AUTEUR,

RUE DU PETIT-VAUGIRARD, N. 5. FAUBOURG SAINT-GERMAIN.

## 1833

PARIS.—IMPRIMERIE DE MARCHAND-DUBREUIL,
rue de la Harpe, n. 90.

# AVIS DE L'AUTEUR.

---

En publiant un tableau synoptique et statistique du bégaiement, j'ai eu l'intention de remplir une lacune involontaire que j'ai faite dans les deux éditions de mon ouvrage sur tous les vices de la parole. N'ayant pas observé à cette époque un aussi grand nombre de faits, je n'ai pu exposer avec assez de détails, tous les moyens curatifs du bégaiement que j'ai imaginés depuis et que je mets en pratique dans l'institut orthophonique, dont je suis le fondateur; c'est dans le double but de me rendre plus utile et de faire connaître plus tôt et plus complètement mes recherches sur un sujet aussi important et aussi neuf, que je publie aujourd'hui ce travail qui ne devait paraître que dans ma troisième édition de mon Traité sur le bégaiement.

# RAPPORT A L'ACADÉMIE DE MÉDECINE,

## FAIT PAR M. ITARD.

L'académie de médecine ayant nommé une Commission composée de MM. *Itard*, *Marc*, *Esquirol* et *Hervez de Chégoin*, pour examiner mon travail sur le bégaiement, et pour en vérifier les résultats ; un rapport lui a été fait par M. Itard ; mais comme l'Académie a voté l'insertion de ce travail dans ses prochaines publications, je n'ai pu en avoir pour le moment la copie, et me contente d'en faire connaître les conclusions, telles qu'à bien voulu me les donner M. le professeur *Adelon*, secrétaire annuel.

### CONCLUSION DU RAPPORT.

M. Itard termine ainsi : « *La combinaison des moyens curatifs de M. Colom-* « *bat est tellement avantageuse, qu'elle amène les résultats les plus prompts* « *et les plus nets qu'on ait obtenus jusqu'à présent.* » Le savant rapporteur déclare, en outre, au nom de la Commission « *Que la méthode curative et* « *l'ouvrage dont M. Colombat est l'auteur, méritent l'approbation de l'Aca-* « *démie, ainsi que ses remerctmens pour les communications franches et sans* « *réserves qu'il lui en a faites; que sous ces deux rapports il a acquis un* « *double titre aux suffrages de l'Académie, à qui la Commission propose d'in-* « *scrire M. Colombat parmi les candidats aux premières places vacantes de ses* « *membres adjoints.* »
Ces conclusions ont été adoptées l'unanimité.

# OUVRAGES DU MÊME AUTEUR.

**DU BÉGAIEMENT**, et de tous les autres vices de la parole, traités par de nouvelles méthodes ; précédé d'un Rapport fait à l'Académie de médecine, par MM. *Itard, Marc, Esquirol* et *Hervez de Chégoin*, et suivi d'un grand nombre d'observations authentiques. Deuxième édition in-8, avec plusieurs planches. Prix, 6 fr., 7 fr. 50 c. par la poste. Cet ouvrage est traduit en allemand.

**L'HYSTÉROTOMIE**, ou l'amputation du col de la matrice dans les affections cancéreuses, suivant un nouveau procédé, avec la description de plusieurs instrumens présentés à l'institut de France pour le prix de *Monthyon* et à l'Académie de médecine de Paris. In-8 avec planches.

**NOUVELLE MÉTHODE** de pratiquer la taille sous-pubienne. In-8. — Prix : 2 fr.

**DU BAUME DE COPAHU** sans odeur ni saveur désagréables, administré sous la forme de dragées dans la blennorhagie et la leucorrhée ou fleurs blanches : suivi de plusieurs observations. In-8. — Prix : 2 fr.

SOUS PRESSE :

**MALADIES DE LA MATRICE** et de tous les organes génito-urinaires de la femme. Un fort vol. in-8, avec un grand nombre de planches. — Prix : 10 fr.

# TABLEAU SYNOPTIQUE

DE

## TOUTES LES ESPÈCES DE BÉGAIEMENT

### ET DES MOYENS CURATIFS QUI LEUR CONVIENNENT ;

SUIVI DE L'ARTICULATION ARTIFICIELLE DE TOUTES LES LETTRES ET DE TOUS LES SONS QUI ARRÊTENT LE PLUS SOUVENT LES BÈGUES.

---

Le bégaiement compatible avec la santé , a été pour cette raison , regardé jusqu'à nos jours comme n'étant pas du domaine de la médecine et comme devant être mis au nombre des affections réputées incurables. Cette infirmité, qui est aussi fréquente que pénible , peut se guérir facilement dans un très-grand nombre de cas ; et aucun doute ne doit rester à cet égard lorsqu'on saura que depuis 1827, j'ai traité 304 bègues, dont 247 l'ont été avec un succès complet. Avant d'exposer les moyens curatifs que j'ai employés et qui constituent ma gymnastique vocale , je vais donner une esquisse rapide des deux espèces principales de bégaiement et des variétés qu'elles présentent , afin qu'en les distinguant, on puisse les combattre par les moyens que l'expérience m'a fait juger les plus promptement et les plus sûrement efficaces.

Ainsi que je l'ai fait dans les deux éditions de mon ouvrage sur tous les vices de la parole, je divise encore le bégaiement en deux classes principales. La première m'ayant paru avoir une grande analogie avec la danse de *saint-*

*Guy* ou *Chorée*, j'ai cru devoir lui donner le nom de *Labio-Choréique*; elle consiste dans une espèce de *chorée* des lèvres, et dans la succession plus ou moins rapide des mouvements convulsifs exécutés par la langue, la mâchoire inférieure, etc. etc. Ce genre de bégaiement qui donne naissance aux répétitions désagréables, *bbbb*, *tttt*, *qqqq*, *mmmm*, offre quatre variétés que je ferai connaître, après avoir parlé de la deuxième espèce de bégaiement.

Cette seconde espèce de bégaiement, que j'ai appelée *gutturo-tétanique*, est caractérisée par une sorte de raideur tétanique *de tous les muscles de la respiration*, principalement de ceux du pharynx et du larynx. Ce genre de bégaiement qui se fait surtout remarquer sur les lettres gutturales, C, G, K, Q, et sur les sons vocaux, A, A, Ê, É, È, I, O, U, OU, AN, ON, IN, est toujours accompagné d'efforts pénibles pour articuler, et se distingue *surtout* par quelques intervalles de silence, par l'immobilité de la langue, par le resserrement de la glotte, et une espèce de suffocation momentanée occasionnée par la constriction des muscles du larynx et le rapprochement des lèvres de la glotte

Ce qui distingue *le plus* le bégaiement *gutturo-tétanique* du bégaiement *labio-choréique*, c'est que les personnes affectées de ce dernier genre, sont vives, nerveuses, et parlent *ordinairement très-vite*, et sans paraître faire aucun effort pour articuler, quoiqu'elles soient arrêtées par les répétitions *bbb*, *qqq*, *ttt*, tandis que au contraire dans l'espèce *gutturo-tétanique*, les bègues *parlent lentement*, sans vouloir se presser, mais *en faisant toujours des efforts* plus ou moins grands pour articuler les syllabes rebelles; je vais du reste exposer les principaux caractères qui distinguent les variétés de ces deux espèces de bégaiement; la première, *labio-choréique*, en compte quatre, et la seconde, *gutturo-tétanique*, en offre six:

## BÉGAIEMENT LABIO-CHORÉIQUE.

### 1ʳᵉ. VARIÉTÉ.

Bégaiement *Labio-choréique avec bredouillement*. Ceux qui en sont affectés, remarquables par leur pétulance et par la vivacité de leur esprit, ainsi que par la promptitude avec laquelle ils veulent parler , ne sont jamais arrêtés par des momens de silence , quoiqu'ils bégaient sur presque toutes les syl- labes et joignent à leurs begaiemens le vice de la parole appelé brédouillement, qui consiste à prononcer confusément les mots avec tant de rapidité , qu'ils sont coupés et articulés à demi ; cette variété, qui est une des plus com- munes, est aussi la plus exposée à récidive , quoiqu'elle paraisse d'abord la plus facile à guérir ; elle m'a présenté 73 cas, ci . . . . . . . . 73.

## II<sup>e</sup>. Variété.

Bégaiement *Labio-choréique difforme ,* caractérisé par des grimaces et des mouvemens convulsifs des muscles de la face, des paupières, du front , des sourcils , du nez , des lèvres , etc., etc. , sans efforts *de la gorge*, et *surtout sans contraction des muscles de la poitrine* , mais suivi des répétitions *gggg* , *tttt* , *mmmm*. Ce bégaiement a quelques moments d'intermittence , tan- dis que le premier n'en a pas ; il est plus facile à guérir et moins exposé aux récidives ; j'en ai déjà observé 39 cas, ci . . . . . . . . . 39

## III<sup>e</sup>. Variété.

Bégaiement *Labio-choréique muet* , ou *bégaiement des femmes* , qui se dis- tingue par les mouvemens convulsifs de la langue , des lèvres et de la machoire inférieure , mais qui se font sans bruit et sans qu'on entende les répétitions *bbbb* , *pppp* , *gggg* , qui caractérisent le bégaiement *labio-cho- réique* , proprement dit ; cette variété se rencontre plus souvent chez les femmes qui, ayant plus de coquetterie que nous, font peut-être plus attention à ne pas laisser entendre les répétitions désagréables pour les auditeurs ; sur 14 femmes que j'ai traitées, j'en ai trouvé 10 affectées de ce genre de bégaie- ment qui est un des plus difficiles à guérir , et dont je n'ai observé que 17 cas, ci . . . . . . . . . . . . . . . . . . . 17

## IV<sup>e</sup>. Variété.

Bégaiement *Labio-choréique lingual* que l'on reconnaît à la sortie de la langue qui franchit les arcades dentaires et qui projette au loin de la salive , en faisant des mouvemens semblables à ceux qu'exécute la langue d'un chien qui lape en buvant. Cette variété qui se fait surtout remarquer dans l'articulation des lettres *dentales* et *palatales* , est une des plus rares , des plus difficiles à guérir; d'autant plus qu'elle est souvent combinée avec le volume considérable de la langue , et qu'elle est en partie combattue par des moyens mécaniques : j'ai observé 21 cas de cette variété , ci . . . . . . . . . . 21

## BÉGAIEMENT GUTTURO-TÉTANIQUE.

### I<sup>re</sup>. Variété.

Bégaiement *Gutturo-tétanique muet ;* ceux qui en sont affectés restent plus ou moins long-temps, comme s'ils étaient tout-à-fait muets , et quoique sans faire de grimace et aucun effort apparent pour parler , ne parviennent à articuler quelques mots privilégiés , qu'après avoir fait plusieurs petites inspirations successives qui sont suivies d'un bruit sourd , imitant assez bien le sifflement d'un obus qui n'a presque plus de force. Ce genre de bégaiement n'est pas très-fréquent ; je l'ai observé dix-neuf fois , ci . . . . . . 19

### II<sup>e</sup>. Variété.

Bégaiement *Gutturo-tétanique intermittent ;* qui reste quelque fois des heures , des jours même , ou plus ou moins long-temps sans paraître , se manifeste souvent d'une manière si forte que les personnes chez qui je l'ai observé, ne pouvaient pendant quelques instans proférer un seul mot, et faisaient entendre seulement un son sourd et saccadé comme celui qui résulterait d'une longue série d'E muets ; lorsque ceux qui en sont affectés sont parvenus à articuler nettement un ou deux mots, ils peuvent alors parler quelquefois très-long-temps sans hésitation et sans qu'on s'aperçoive de leur infirmité. Cette variété qui est assez fréquente, se guérit facilement, j'en ai observé 48 cas, ci . . . . . . . . . . . . . . . . . . 48

### IIIᵉ. Variété.

Bégaiement *Gutturo-tétanique choréiforme* ; cette variété qui comme toutes celles *gutturo-tétanique* est caractérisée par une sorte de raideur des organes de la respiration et de la voix , et par quelques instans de silence, se distingue surtout par l'espèce de *chorée* et les mouvemens convulsifs que l'on remarque dans la tête, les bras et les jambes de ceux qui en sont affectés ; ces mouvemens désordonnés , tout-à-fait semblables à la danse de saint Guy, ne se manifestent que pendant l'articulation des mots, et disparaissent tout-à-fait pendant le silence. Cette variété est une des plus faciles à guérir ; c'est pour cette raison qu'elle est sujette à récidive, si l'on cesse trop tôt de mettre en pratique les moyens propres à la combattre ; j'ai été à même d'en observer 26 cas , ci 26

### IVᵉ. Variété.

Bégaiement *Gutturo-tétanique canin ;* cette variété quelquefois portée à l'excès est ainsi appelée , parce que , pour articuler les syllabes qui exigent quelques efforts , les bègues font entendre les répétitions désagréables *ao ao aoooo , aoo*, qui imitent assez bien l'aboiement de certains chiens de chasse. J'ai dernièrement présenté à MM. Flourens et Dulong un jeune homme de 21 ans , affecté de cette variété de bégaiement qui était chez lui si prononcée qu'il était quelquefois plusieurs minutes sans pouvoir articuler un son le plus simple; quelques jours ont suffi pour le faire parler sans hésitation ; c'est le treizième cas de ce genre que j'ai observé, ci . . . . . . . . . . 13

### Vᵉ. Variété.

Bégaiement *Gutturo-tétanique épileptiforme ;* cette variété se reconnaît aux phénomènes suivans : à l'instant où celui qui en est affligé veut parler, des convulsions extrêmement fortes des muscles de la poitrine, de l'abdomen , du cou , de la peau, des membres supérieurs, donnent naissance à des contorsions et à des mouvemens semblables à ceux que l'on remarque pendant une attaque d'épilepsie ; en même-temps , les veines du cou se gonflent , le visage devient rouge et quelquefois livide, les yeux s'injectent et semblent sortir des orbites, la salive mêlée d'une écume blanchâtre, souvent s'échappe abondamment de la bouche, la physionomie perd la noblesse de son expression, et les malheureux bègues n'obtiennent le plus souvent de tous ces efforts que l'articulation d'une ou de deux syllabes, et ne peuvent faire entendre qu'une espèce de grognement, imitant assez bien le cri d'un porc qu'on égorge. Ce genre de bégaiement, quoique toujours porté au dernier degré, est souvent plus vite et plus facilement guéri que ceux qui appartiennent à une des variétés dont je viens de parler; *sept cas* que j'ai été à même de traiter m'autorisent à émettre cette opinion.

Il reste encore le bégaiement *gutturo-tétanique avec balbutiement* qui est presque toujours incurable, parce qu'il est accompagné d'une autre hésitation dépendante d'une maladie du cerveau, ou de toute autre lésion organique presque constamment au-dessus des ressources de l'art.

Enfin j'ai encore à parler d'un bégaiement assez fréquent, que j'appelle *mixte*, parce qu'il est caractérisé par la réunion d'une ou plusieurs des variétés dont je viens d'exposer les principaux phénomènes qui les caractérisent. Toutes ces variétés ne sont pas tellement tranchées qu'il faille, pour les combattre, n'employer que les moyens curatifs qui leur conviennent plus particulièrement; on devra au contraire toujours mettre en pratique ma méthode générale qui convient seule dans un grand nombre de cas les plus simples. Mais il faudra avoir soin d'examiner si, à la variété que l'on combat, ne se trouvent pas combinés quelques caractères d'une ou de plusieurs autres variétés; après les avoir reconnus, on choisirait parmi les moyens que je vais bientôt indiquer, ceux qui conviennent plus particulièrement à chaque genre, et on les joindrait, soit à la méthode générale, soit aux moyens thérapeutiques de chaque variété. Il faudra aussi bien apprendre le mécanisme artificiel de chaque lettre et de chaque syllabe rebelle, en cherchant à décomposer, comme je l'indique dans le tableau ci-dessous, tous les sons qui se trouvent dans l'articulation d'une syllabe ou d'un mot. Au moyen de cette décomposition des sons, qui semblera d'abord exagérée, les bègues parviendront à surmonter toutes les difficultés, et bientôt ce qui était exagéré disparaîtra , et ils seront étonnés de pouvoir parler nettement et facilement, sans aucune hésitation, en employant toutefois les autres moyens curatifs qui sont propres à combattre leur infirmité, et dont l'application paraîtra alors plus facile et surtout plus efficace.

## DES CAUSES

# DU BÉGAIEMENT,

### ET

#### DES MOYENS THÉRAPEUTIQUES QUI LUI CONVIENNENT EN GÉNÉRAL, ET A CHAQUE VARIÉTÉ EN PARTICULIER.

Le bégaiement est , selon moi, une affection essentiellement nerveuse qui est le résultat d'un manque d'harmonie entre l'innervation et la myotilité, ou, pour parler plus clairement , entre l'influx nerveux qui suit la pensée, et les mouvemens musculaires au moyen desquels on peut l'exprimer par la parole. De ce manque de rapport et d'harmonie d'action qui, pour que les mouvemens soient réguliers, doit exister entre l'excitation nerveuse et les contractions musculaires, résulte un désordre qui, augmentant avec les efforts que l'on fait pour le faire cesser, donne naissance à l'état tétanique et convulsif qui constitue le bégaiement. Mais si, par une idée accessoire ou par un rhythme quelconque, on régularise ou on modifie l'excitation et l'irradiation cérébrale, ou si par une nouvelle position tout à fait inverse à celle que prennent les organes pendant que le bégaiement a lieu, on met ceux-ci dans des conditions plus favorables, leur imprimant de nouveaux mouvemens plus lents et plus réguliers; alors l'harmonie entre l'innervation et la contractilité se rétablit, l'ordre renaît, le spasme cesse, et le bégaiement disparaît. C'est sur cette opinion, et surtout sur l'expérience et l'observation que se trouve fondée ma méthode curative; je l'exposerai bientôt avec de longs détails et d'une manière complète , mais auparavant, je crois devoir réfuter l'opinion émise par différens auteurs, que cette infirmité avait pour cause, soit un ou plusieurs vices organiques que je m'abstiens de citer, soit une faiblesse des organes de la parole.

Quant aux vices organiques, s'ils existaient et donnaient naissance au bégaiement, ce vice de la parole n'aurait pas d'intermittence, l'obstacle serait permanent et s'opposerait à ce que les bègues pussent presque toujours, sans hésitation, chanter, déclamer, parler seuls, jouer la comédie, imiter le langage d'une autre personne, et enfin jurer avec tant d'énergie et de facilité. Pourquoi seraient-ils embarrassés quelquefois pour prononcer des mots qui d'ordinaire ne les arrêtent pas, tandis qu'il leur arrive souvent d'articuler facilement certaines syllabes qu'ils sont accoutumés à trouver rebelles ? Que deviennent les prétendus vices organiques ? Par quelles raisons sont-ils mobiles? Quelle est la cause de leurs caprices? Comment se fait-il enfin que tous ces obstacles matériels exercent moins leur empire chez les vieillards, chez les femmes, chez les enfans, et que l'affection dont ils sont la cause éprouve une foule de modifications suivant la température, l'âge, le sexe, l'éducation, les affections morales, la timidité, la confiance, la colère, la peur, et enfin la présence ou l'absence d'une ou de plusieurs personnes, et un grand nombre d'autres circonstances, telles que de lire des vers, de répéter des phrases après un autre, de parler sous le masque, les yeux fermés ou ouverts, dans les ténèbres ou en plein jour?

Je suis loin de contester l'existence assez fréquente des lésions organiques ; mais ces lésions ne donnent jamais naissance au bégaiement, quoiqu'elles puissent se rencontrer avec lui; cette complication s'oppose seulement quelquefois à l'application facile de ma gymnastique vocale, et exigent des moyens mécaniques qui rendent la cure plus difficile, plus longue, et quelquefois même impossible.

Selon d'autres auteurs, le célèbre *Sauvage* et M. *Itard* sont de ce nombre, le bégaiement serait le résultat d'une faiblesse des puissances motrices de la langue et du larynx. Mais comment faire cadrer cette dernière opinion, la plus généralement admise, avec l'extrême facilité qu'ont les bègues de faire tous les mouvemens possibles de leur langue et de leurs lèvres? D'ailleurs il en est à cet égard comme pour les vices organiques, si les muscles étaient réellement faibles, cette faiblesse serait permanente et s'opposerait constamment à la facile expression des idées. D'où vient donc aussi que les bègues soit quelquefois d'une volubilité surprenante, quoiqu'ils aient alors à articuler les phrases et les mots qui enchaînent ordinairement leur langue ? Un dernier argument que je crois sans réplique, c'est que, si c'était la faiblesse des organes de la parole qui fût la cause du bégaiement, les progrès de l'âge, dont l'effet constant est d'affaiblir l'énergie musculaire, ne produiraient pas la guérison spontanée de cette affection chez les vieillards qui en étaient affligés pendant leur jeunesse.

Mais, me dira-t-on, comment se fait-il que le chant, la déclamation, etc., font presque toujours disparaître le bégaiement, de même qu'il est souvent augmenté ou diminué par diverses circonstances et certaines affections morales? Je répondrai que l'excitation cérébrale étant modifiée, et la contractilité musculaire ralentie et régularisée par une mesure poétique ou musicale, il en résulte nécessairement plus d'ordre et d'harmonie dans le jeu des organes de la parole, et que le rhythme ou l'idée de placer ces organes d'après certaines règles, deviennent des idées accessoires qui font que les idées principales sont émises plus régulièrement et avec plus de précision, et que les bègues se trouvent moins sous l'influence de la réaction des affections morales sur le cerveau, et le système nerveux en général. Du reste, que cette explication soit trouvée bonne ou mauvaise, peu m'importe, le point essentiel est que les moyens thérapeutiques qu'elle m'a suggérés soient efficaces. Plus de trois cents cures ne laissent aucun doute à cet égard ; voilà la plus belle et la plus claire de toutes les explications.

## GYMNASTIQUE VOCALE CURATIVE.

La méthode curative que j'ai imaginée, dont l'efficacité se trouve, je pense, assez constatée par le grand nombre de guérisons obtenues dans l'institut orthophonique que j'ai fondé à Paris en 1829, constitue une espèce de *gymnastique pectorale, gutturale, linguale et labiale*, qui consiste à remplir la poitrine d'air en faisant une forte inspiration, et à retirer ensuite la langue dans le pharinx en portant autant que possible la pointe renversée de cet organe vers le voile du palais un peu avant la base de la luette, en même temps qu'on écarte transversalement les lèvres de manière à éloigner leur commissure, comme si l'on voulait rire ; il faut également avoir soin d'augmenter le plus possible la capacité de la poitrine en portant le sommet de cette cavité en avant et les épaules en arrière. Aussitôt qu'à l'aide de ces diverses actions combinées, la syllabe rebelle sera prononcée, la langue et tous les autres organes de l'articulation reprendront leur position naturelle pour parler ensuite en mesure, que l'on devra marquer sur chaque syllabe avec le pied ou en rapprochant le pouce de l'index, afin qu'en soumettant les mots ou les phrases à un rhythme musical, les mouvemens de la langue, des lèvres, et de tout l'appareil vocal, deviennent tout-à-fait réguliers. C'est surtout sur la mesure que les bègues devront insister et apporter plus spécialement leur attention ; ils devront également parler lentement et laisser un intervalle égal entre chaque syllabe en conservant les inflexions naturelles de la voix, afin d'éviter la monotonie d'un langage mesuré et toujours sur la même note. *Voyez pour la mesure les exercices notés et gravés dans mon ouvrage sur le bégaiement.*

Cette gymnastique vocale, que je viens d'exposer, agit physiquement et moralement. En effet, elle agit physiquement sur tous les muscles de la respiration, sur les poumons, sur la langue, sur les lèvres, enfin, sur tout l'appareil vocal. L'inspiration faite comme je l'indique a pour but de faire cesser la contraction spasmodique des cordes vocales en ouvrant la glotte, en même tems qu'elle sert à distendre la poitrine par une grande quantité d'air, de manière à ce que ce fluide ne s'échappe des poumons que pendant une expiration lente qui doit avoir lieu graduellement, et seulement pour fournir le son vocal. Ainsi que je m'en suis assuré souvent sur le cadavre, la position de la langue retirée dans le pharynx et sa pointe relevée, comme je l'ai indiqué plus haut, font cesser le resserrement de la glotte et laissent les cordes vocales dans le relâchement, et par conséquent permet à l'air de sortir facilement. Cette position de la langue est si favorable , qu'elle met les bègues qui hésitent sur les lettres *gutturales* , *dentales* , *palatales* , dans l'impossibilité de bégayer même le voulant bien , parce que le bégaiement qui se fait remarquer le plus souvent sur ces lettres, ne peut avoir lieu lorsque l'organe phonateur est placé ainsi que je le conseille ; tandis que cette infirmité, imitée ou réelle, se manifeste de suite lorsque la langue est en bas. Pour se convaincre de cela , il suffit de remarquer que , pendant leur hésitation , les personnes qui bégayent ont toujours la pointe de la langue en bas, et que lorsque nous voulons les imiter , nous plaçons instinctivement le sommet de cet organe derrière les dents incisives inférieures. Enfin , la tension transversale des lèvres , faite comme je l'indique , a pour but de faire cesser l'espèce de tremblement convulsif qui a lieu lorsque , pour articuler les lettres labiales, les lèvres forment une espèce sphincter curviligne qui imite assez bien ce qu'on appelle vulgairement le *cul de poule*. D'ailleurs, comme des causes différentes ne produisent jamais les mêmes effets, il est facile de concevoir que les répétitions désagréables qui constituent le bégaiement et qui , pour se manifester, exigent certains mouvemens et certaines positions *obligées* de la langue et des organes vocaux , ne peuvent se faire entendre lorsque le mécanisme qui leur donne naissance se trouve remplacé par un autre tout-à-fait inverse. On peut donc avancer qu'un des premiers principes dans la cure du bégaiement, c'est d'employer un mécanisme et des positions des organes aussi opposées que possible à celles où l'on remarque que sont les mêmes organes pendant l'hésitation.

Cette gymnastique vocale peut agir aussi moralement ; ainsi, la mesure qui exerce si bien son heureuse influence sur tous nos organes en régularisant leurs mouvemens, fixe l'attention des bègues conjointement avec toutes les autres parties de ma méthode curative, et devient par cela même une idée accessoire qui, jointe à l'idée principale qui fait le sujet dont on parle , doit nécessairement rallentir l'émission de cette dernière, et mettre l'influx nerveux qui suit la pensée plus en harmonie d'action avec la mobilité relative de tous les organes vocaux.

Si , comme il arrive souvent, cette gymnastique ne suffit pas, surtout pour

3

les variétés de bégaiement de l'espèce *gutturo-tétanique*, alors après avoir bien étudié les moyens que je vais indiquer plus bas comme plus spécialement propres à combattre chaque variété, on en fera l'application, et on aura le soin de bien se familiariser avec les articulations artificielles de chaque lettre et de chaque son indiquées et figurées aussi bien que possible dans le tableau ci-dessous. Les sons des lettres et de leurs combinaisons paraîtront d'abord exagérés et surtout défigurés, mais cette altération, ou plutôt cette véritable décomposition des sons, disparaîtra bientôt, et facilitera beaucoup l'articulation nette des lettres qui offraient le plus d'obstacles.

Avant de faire l'application de ces moyens et de commencer le traitement, il faut explorer d'abord la cavité buccale afin de s'assurer si la langue peut exécuter tous les mouvemens dont elle est susceptible. Si le filet, par sa longueur, s'opposait à ce que ma gymnastique vocale soit facilement mise en pratique, on devrait en faire l'extirpation d'après le procédé qui est décrit dans la deuxième édition de mon traité sur le bégaiement et tous les autres vices de la parole.

## TABLEAU

DU MÉCANISME ARTIFICIEL DE L'ARTICULATION DE TOUTES LES LETTRES ET DE LA
DÉCOMPOSITION DES SONS QU'ELLES REPRÉSENTENT, AU MOYEN DUQUEL LES
BÈGUES PARVIENDRONT A ARTICULER LES VOYELLES ET LES CONSONNES QUI LEUR
PRÉSENTENT LE PLUS DE DIFFICULTÉS.

Les voyelles A, E, I, O, U, OU, ON, IN, AN, qui n'arrêtent les bègues que dans les variétés *gutturo-tétaniques*, pourront être prononcées facilement par eux, si, après avoir fait une inspiration pour ouvrir la glotte, ils ont soin de faire précéder d'un E muet le son naturel qu'elles représentent. Ainsi, *a*, *e*, *i*, *o*, *u*, *ou*, *on*, *an*, *in*, se prononcent en passant légèrement et rapidement sur le son de l'e muet, comme il suit : eA, eÉ, eI, eO, eU, eOU, eON, eIN, eAN. Le son que représente l'e muet étant celui que les bègues prononcent avec le plus de facilité, et se trouvant de nature à très-peu changer le son des voyelles, m'a paru sous ces deux rapports, l'artifice le plus convenable, pour faciliter l'articulation des voyelles ; d'ailleurs cette espèce de son supplémentaire

disparaît peu-à-peu, et en quelques jours les bègues n'ont plus besoin d'y
avoir recours, et perdent bientôt sans s'en appercevoir l'habitude de l'employer.

## B.

Cette consonne, qui arrête si souvent les bègues, sera facilement
articulée par eux s'ils ont le soin de laisser la langue immobile dans la cavité
buccale, en la fixant contre la face postérieure des dents incisives supérieures;
ils devront en même tems étendre les lèvres dans leur sens horizontal, de
manière à éloigner leurs commissures; enfin ils ouvriront brusquement la bouche en articulant en même tems le son de la voyelle qui suit le B. Le son
décomposé de cette lettre est précédé d'une sorte de frémissement sonore
qui part du fond de la cavité buccale, suit le palais, et sort ensuite vivement,
après avoir été modifié par les lèvres. Les bègues devront, pour avoir plus de
facilité, ne pas oublier de faire entendre ce frémissement guttural dont je
viens de parler. Ce frémissement doit avoir le son de l'E muet, et la consonne B doit s'articuler ainsi qu'il suit : eBe.

## C.

L'articulation artificielle de cette lettre consiste seulement à adoucir le
son qu'elle représente, et à diminuer les efforts et les contractions de tous
les muscles de la poitrine, du larynx et du pharynx. On parviendra facilement à ce résultat en donnant au C le son suivant : *Kchea*. Ce moyen
employé convenablement change peu le son du C, et n'exige que quelques
jours pour qu'on puisse donner sans hésitation à cette consonne le son naturel qu'elle représente. Le C, avec ou sans cédille, se prononce comme
l'S. *Voyez* cette lettre.

## D.

Le D s'articule facilement en retirant fortement la langue au fond de la
bouche, ayant soin ensuite de faire glisser la face inférieure de cet organe
le long du palais, j'usqu'à ce que son sommet aille frapper les dents incisives

supérieures; les bègues devront exagérer le mécanisme de cette lettre, en faisant précéder le son qu'elle représente, d'une espèce de frémissement sonore qui les facilitera beaucoup ; ce frémissement qui imite le son de l'E muet est d'autant plus important qu'il a lieu dans l'articulation naturelle du D, si on ne l'apperçoit pas, c'est qu'il se fait trop rapidement; l'oubli de ce frémissement est souvent une des principales causes de l'hésitation non seulement sur le D, mais encore sur les lettes B, G, J, L, M, N, V; le D devra donc s'articuler ainsi : eDé en même temps qu'on rapprochera les lèvres en éloignant leurs commissures comme si on voulait rire.

## F.

Pour la lettre F, il faudra exagérer son mécanisme naturel, en retirant fortement la mâchoire inférieure qu'on élévera ensuite aussi haut que possible vers l'arcade dentaire supérieure, de manière à ce que les dents aillent se fixer vers la base du menton comme pour mordre cet organe, l'air doit être chassé brusquement et les lèvres doivent prendre rapidement leur position naturelle.

## G doux.

Comme le J voyez plus bas.

## G dur.

Cette consonne s'articule comme le C dur, mais il faut joindre à son mécanisme le frémissement sonore dont j'ai déja parlé. Le G représentera le son *eGue*.

## J.

Cette lettre s'articule en chassant l'air avec force, après avoir porté la pointe de la langue au palais et avancé les lèvres comme pour faire la moue; ce mécanisme doit être précédé du frémissement sonore de la glotte ; ce qui donnera à cette lettre le son de *eJe*

## L.

Pour cette lettre, il faut d'abord élever la langue vers le palais et la renverser le plus qu'on pourra, ayant soin de lui faire exécuter un mouvement brusque, qui en frappant la voûte palatine imite à peu près le mouvement de la langue d'un chat quand il boit; les lèvres tendues transversalement devront rester aussi immobiles que possibles; le son de L qui est également précédé d'un frémissement sonore, fait eLe.

## M.

Cette consonne, égalementprécédée du frémissement sonore sur lequel on ne saurait trop insister, s'articulera facilement en fixant le sommet de la langue audessus des alvéoles de la mâchoire supérieure, afin de chasser l'air en partie par le nez; on aura soin ensuite d'agrandir horizontalement l'orifice buccal en éloignant les commissures des lèvres qui devront à peine se toucher légérement, en même tems que la machoire inférieure fera un mouvement rapide d'abaissement pour articuler eMe

## N.

Pour articuler cette lettre, il faudra porter la plus grande attention à laisser les lèvres et la mâchoire inférieure dans l'inaction la plus absolue; la pointe de la langue devra être portée vers le voile du palais de manière à chasser l'air dans les fosses nazales et à faire glisser le sommet de l'organe phonateur j'usqu'à ce qu'il parvienne à la face postérieure des dents incisives supérieures; l'abaissement de la langue devra également être précédé du frémissement des cordes vocales qui imite l'E muet, et qui donnera à l'N le son de eNe.

## P.

Le P est plus explosif que le B et n'est pas précédé comme ce dernier d'un frémissement sonore, pour l'articuler facilement il suffit de rentrer la lèvre supérieure dans la cavité buccale et de la placer comme si on voulait la mordre; l'air sera chassé brusquement en abaissant vivement la mâchoire inférieure.

## Q.

Le Q et le K s'articulent comme le C dur; voyez cette lettre.

## R.

Cette consonne, que les bègues devront articuler eRe à cause du frémissement de la glotte, se prononce en repliant supérieurement la langue de manière à ce que sa face dorsale soit concave et sa pointe portée vers le palais le plus en arrière possible ; l'air sera chassé avec force, et l'organe phonateur mis en mouvement devra ceder avec une sorte d'élasticité qui fera revenir la langue rapidement sur elle même, aussi longtemps que l'on voudra prolonger l'espèce de roulement que cette lettre représente ; il faudra de plus avoir soin, pour éviter le grasseyement de laisser dans l'inaction la plus complète la base de la langue et de faire en sorte que les lèvres et la mâchoire inférieure restent tout à fait immobiles.

## S.

L'S s'articule en plaçant la pointe de la langue contre les dents incisives supérieures de manière à ne laisser qu'une petite issue à l'air qui doit être chassé avec force, mais s'échapper en petits filets qui doivent produire le sifflement SE.

## T.

Cette consonne, qui est plus explosive que le D, n'étant pas comme lui, précédée d'un frémissement de la glotte, s'articule facilement si on frappe fortement avec la langue renversée, le milieu de la voûte palatine et si en même temps on abaisse brusquement le mâchoire inférieure.

## V.

Le V sera articulé facilement par les bègues, s'ils ont soin de retirer en arrière la mâchoire inférieure, sur laquelle devront appuyer les dents incisives supérieures de manière à ne laisser échapper de l'air que par les commissures des lèvres ; alors, en chassant ce fluide avec force, il en résultera un sifflement qui devra comme dans beaucoup d'autres consonnes être précédé d'un frémissement sonore de la glotte, une sorte d'explosion complètera l'articulation du **V**, aussitôt que les mâchoires seront écartées ; le son de cette lettre doit être représentée ainsi eVe.

## Z.

Le **Z** s'articule en se mordant le bout de la langue, et en faisant précéder cette action du frémissement sonore de la glotte comme dans le **V**.

## MANIERE

D'ARTICULER LES COMBINAISONS DIFFICILES DE CERTAINES LETTRES PLACÉES AU COMMENCEMENT DES PHRASES ET DES MOTS [1].

Ba, bo, bi, bu, bla, bra, devront s'articuler de la manière suivante: *ebva, ebvo, ebvi, ebvu, ebela, ebera ;* babet, blâme, bracelet, feront : *ebvabet, ebelame, eberacelet.*

Ca, ké, quo, cla, cra, feront : *kchea, kcheé, kcheo, quela, quera,* on dira pour capitaine, kenisberg, quolibet, clameur, crâne, *kcheapitaine, kchenisberg, kcheolibet, quelameur querâne.*

Da, dé, do, dia, dis, div, dra, dro, feront : *edea, edeé, edeo, edeia, edeis, edeiv, edera, edero.*

Dame, dédain, docile, diable, dispute, divin, dragon, drogue, se prononceront : *edeame, edeédain, edeocile, edeiable, edeispute edeivin, ederagon, ederogue.*

Fa, fo, fla, fra, fri, feront : *fea, feo, fela, fera, feri.*

Façon, folie, flamme, fraction, frimas, devront se prononcer : *feaçon, feolie, felamme, feraction, ferimas.*

Gua, gui, guo, gra, gri, feront *eguea, eguei, egueo, eguera, egueri,*

---

[1]. Il faudra passer légèrement sur toutes les lettres supplémentaires et n'appuyer fortement que sur celles qui entrent réellement dans la composition des mots ; ainsi *bacca* se prononceront, eBeA, KcheA, etc., etc., de même pour toutes les autres.

galop, guider, grâce, grille, se prononceront : *eguealop, egueider, eguerâce, eguerille.*

Ma, mi, mo, mu, feront *emea, emei, emeo, emeu.*

Malade, miroir, momie, mutin, se prononceront en passant légèrement sur les E muets artificiels, *emealade, emeiroir emeomie, emeutin.*

Na, ni, nan, feront *enea, enei, enean,* nacelle, nitre, nanterre, se prononceront, *eneacelle, eneitre, eneanterre.*

Pa, po, pis, pla, pra, psa, feront: *pfa, pfo, pfis, pela, pera, pesa;* on prononcera les mots, patron, police, pistolet, plagiaire praticien, psalmodier : *pfatron, pfolice, pfistolet, pélagiaire, peraticien, pesalmodier.*

Sa, so, sca, feront: *sea, seo, seca,* ainsi, salon, solide, scarabée, se prononceront : *sealon seolide, secarabée.*

Ta, to, tra, tro, trou, feront, *tea, teo, tera, tero, terou;* tableau, topase, travail, trope, trouver, feront: *teableau, teopase, teravail, terope, terouver.*

Va, vin, vrai, vri, feront, *evea, evein, everai, everi,* valence, vingtième, vraiment, vrille, feront, *evealence, eveingtième, everaiment, everille.*

Les syllabes cha, cho, chi, ja, jo, ji, se prononceront *chea, cheo, chei, ejea, ejeo, ejei.* Chapeau, chocolat, chirurgien, jaloux, girouette, s'articuleront *cheapeau, cheirurgien, ejealoux. egeirouette.*

Ces exercices, aussi efficaces que faciles à comprendre et à mettre en pratique, paraîtront d'abord défigurer le son des syllabes; mais s'ils sont faits convenablement il n'en sera pas ainsi et en peu de jours on n'aura plus besoin d'y avoir recours pour articuler facilement; on se contentera alors de mettre en pratique soit les moyens généraux que j'ai déja indiqués, soit ceux que je vais bientôt faire connaître, comme devant être plus spécialement employés pour certaines variétés de begaiement dont j'ai parlé plus haut. Cette manière d'articuler les sons difficiles est si simple qu'elle consiste seulement à ajouter à certaine syllabe des V, des F, des E muets qui facilitent tous les sons et qui n'arrêtent presque jamais les bègues, et enfin de faire précéder certaines lettres d'un frémissement de la glotte qui est assez bien exprimé par E muet et de changer les articulations du C et du K en *Kche,* etc, etc.

# MOYENS THÉRAPEUTIQUES

QUI CONVIENNENT PLUS PARTICULIÈREMENT A CHAQUE VARIÉTÉ DE BÉGAIEMENT.

*Genre labio-choréique : quatre variétés.*

### Ⅰre. VARIÉTÉ. — *Avec Bredouillement.*

La mesure, comme elle est indiquée dans la méthode générale : syncoper la première syllabe des phrases et des mots difficiles.

### IIe. VARIÉTÉ. — *Labio-choréique difforme.*

Agrandir la bouche transversalement en éloignant les commissures des lèvres, faire une inspiration en relevant la langue ; rester sur la première syllabe qui suit l'inspiration et mettre un intervalle entre cette première syllabe et les autres, comme, par exemple, dans cette phrase :

Donnez-moi de vos nouvelles, *do . . . . nnez-moi-de-vos-nou-velles.*

### IIIe. VARIÉTÉ. — *Labio-choréique muet*, ou bégaiement *des femmes.*

Faire parler, les mâchoires rapprochées, au moyen d'une petite plaque d'ivoire qui sera mise entre les dents molaires qui devront la serrer et s'opposer à ce qu'elle tombe ; faire remplir la poitrine d'air avant de parler, et *surtout* syncoper toutes les syllabes, comme par exemple : la parole est ce qui nous distingue le plus des autres animaux. *Laa-paa-roo-l'est est-cee-quii-nou-ous-diis-tin in-gue e* etc.

### IVe. VARIÉTÉ. — *Labio-choréique-lingual.*

Faire remplir la poitrine d'air, employer mon refoule-langue, ou tout simplement une tige de bois dur ou d'ivoire, tenue sous la langue et placée transversalement dans la bouche d'un côté à l'autre des dents molaires ; ma bride linguale, qui relève la langue, écarte les commissures des lèvres et s'oppose à ce que l'air ne s'échappe trop facilement des fosses

4

nazales, est de tous les instrumens celui qui remplit le mieux l'indication [1].

*Genre gutturo-tétanique : six variétés.*

Ire Variété. — *Bégaiement gutturo-tétanique muet.*

Empêcher que l'air ne sorte des fosses nazales par les moyens indiqués à la quatrième variété *labio-choréique*, insister *surtout* sur l'inspiration, augmenter la capacité de la poitrine et la dilater en portant son sommet en avant et les épaules en arrière; chanter la première syllabe qui suit l'inspiration, comme dans la phrase suivante : Bonjour, Monsieur, comment vous portez-vous. *Bon on on.*

*Bon on* . . . jour mon sieur, *c o o* . . . ment vous portez - vous.

IIe. Variété. *Gutturo-tétanique intermittent.*

Avoir soin de ne jamais parler sans avoir la poitrine pleine d'air et sentir les muscles pectoraux toujours contractés, comme quand on veut se grossir; employer les moyens de la première variété, rester un peu moins sur la première syllabe.

IIIe. Variété. — *Gutturo-tétanique choréiforme.*

La mesure, l'inspiration, porter la pointe de la langue renversée vers la luette, employer la méthode générale qui est constamment efficace, et qui suffit seule, s'il n'y a pas de complication.

IVe. Variété. — *Gutturo-tétanique canin.*

Inspirer avant de parler, chanter toutes les syllabes de manière à ce que le son de chacune d'elles change et passe alternativement d'une note à l'autre, par exemple de l'*ut* au *ré;* à peu près comme dans une cadence faite lentement; pour empêcher que l'air ne sorte tout à la fois à la première syllabe, il faudra l'articuler rapidement, et laisser un intervalle entre elle et

---

[1] Ces instrumens se trouvent chez tous les principaux couteliers de chirurgie de Paris.

les autres qui devront être coulées et unies ensemble. La phrase suivante en donnera une idée :

« A vaincre sans péril, on triomphe sans gloire. »

| A | cre | pé | on | om | sans | re |
|---|-----|-----|-----|-----|------|-----|

| vain | sans | ril, | tri | phe | gloi |
|------|------|------|-----|-----|------|

V⁰. Variété. — *Gutturo-tétanique épileptiforme.*

La méthode générale, et surtout la mesure.

### VI⁰. Variété. — *Avec balbutiement.*

Très-difficile à guérir, et souvent incurable, parce qu'il se trouve compliqué avec une affection du cerveau. Ceux qui en sont affligés ont l'intelligence peu développée et manquent de mémoire.

Lorsqu'en imitant moi-même l'articulation artificielle des lettres et des sons difficiles, et en joignant toujours le précepte à l'exemple, je suis parvenu à bien faire comprendre ma méthode générale, et surtout les moyens qui conviennent plus spécialement à chaque espèce de bégaiement, alors je fais mettre en pratique tous ces préceptes, d'abord sur des exercices simples et faciles, pour passer plus tard à d'autres très-difficiles que je n'ai pu mettre ici, mais qui se trouvent dans mon ouvrage sur le bégaiement et tous les vices de la parole ; enfin, je fais improviser ou répéter des anecdotes, devant un petit comité, pour arriver à le faire devant une nombreuse société.

Il faut, et c'est de la plus haute importance pour ne pas craindre une récidive, que les bègues, lors même qu'ils croiraient n'en avoir plus besoin, mettent en pratique pendant quelque tems, et le plus souvent possible, si non tous les moyens que je viens d'exposer, du moins ma méthode générale. La nouvelle habitude de parler qu'ils auront contractée, leur en fera bientôt faire indistinctement l'emploi, et l'irrégularité des mouvemens de leurs organes vocaux ainsi que leur hésitation et les grimaces qui en sont le résultat, feront place à des sons harmonieux et à un langage facile qui avait été long-temps perverti par une habitude vicieuse.

# TABLEAU STATISTIQUE DU BÉGAIEMENT,

*Et de tous les autres Vices de la Parole que j'ai observés depuis 1827.*

| PREMIER GENRE DE BÉGAIEMENT. *Labio-choréique.* QUATRE VARIÉTÉS. | NOMBRE DE CAS OBSERVÉS. | GUÉRISONS | | | CAS INCURABLES. | NON GUÉRIS par manque de temps et d'assiduité. | TEMPS MOYEN DU TRAITEMENT, nombre de jours. | NOMBRE | | |
|---|---|---|---|---|---|---|---|---|---|---|
| | | SANS RÉCIDIVE. | AVEC RÉCIDIVE. | APRÈS UN SECOND TRAITEMENT. | | | | D'HOMMES. | D'ENFANS AVANT DOUZE ANS. | DE FEMMES. |
| PREMIÈRE VARIÉTÉ. Bégaiement avec bredouillement. | 73 | 57 | 12 | 5 | 0 | 15 | 25 | 68 | 4 | 1 |
| DEUXIÈME VARIÉTÉ. *Idem* difforme. | 39 | 36 | 1 | 0 | 0 | 2 | 20 | 33 | 5 | 1 |
| TROISIÈME VARIÉTÉ. *Idem* muet. | 17 | 10 | 3 | 1 | 3 | 0 | 60 | 7 | 0 | 10 |
| QUATRIÈME VARIÉTÉ. *Idem* lingual. | 21 | 13 | 2 | 1 | 5 | 0 | 100 | 21 | 0 | 0 |
| TOTAL de l'espèce *Labio-choréique.* | 150 | 124 | 18 | 7 | 8 | 17 | 0 | 129 | 9 | 12 |
| IIe GENRE DE BÉGAIEMENT. *Gutturo-tétanique.* SIX VARIÉTÉS. PREMIÈRE VARIÉTÉ. Bégaiement muet. | 19 | 15 | 1 | 1 | 0 | 2 | 40 | 17 | 2 | 0 |
| DEUXIÈME VARIÉTÉ. *Idem* intermittent. | 48 | 39 | 5 | 3 | 0 | 1 | 50 | 45 | 3 | 0 |
| TROISIÈME VARIÉTÉ. *Idem* choréïforme. | 26 | 18 | 3 | 1 | 0 | 4 | 30 | 24 | 0 | 2 |
| QUATRIÈME VARIÉTÉ. *Idem* canin. | 13 | 11 | 2 | 0 | 0 | 2 | 30 | 13 | 0 | 0 |
| CINQUIÈME VARIÉTÉ. *Idem* épileptiforme. | 7 | 3 | 2 | 1 | 0 | 1 | 35 | 7 | 0 | 0 |
| SIXIÈME VARIÉTÉ. *Idem* avec balbutiement. | 15 | 2 | 0 | 0 | 13 | 0 | 200 | 9 | 6 | 0 |
| TOTAL de l'espèce *Gutturo-tétanique.* | 128 | 88 | 13 | 6 | 13 | 10 | 0 | 115 | 11 | 2 |
| Bégaiement mixte. | 26 | 20 | 1 | 2 | 0 | 4 | 25 | 21 | 5 | 0 |
| TOTAL GÉNÉRAL. | 304 | 232 | 32 | 15 | 21 | 31 | 0 | 265 | 20 | 14 |

# AUTRES VICES QUE LE BÉGAIEMENT,

## OBSERVÉS ET TRAITÉS DANS L'INSTITUT ORTHOPHONIQUE.

|  | Cas. | Guérisons. |
|---|---|---|
| BREDOUILLEMENT . . . . . . . . . . | 21 | 17 |
| GRASSEYEMENT de différens genres . . . . | 29 | 23 |
| BLÉSITÉS DIVERSES . . . . . . . . . | 41 | 35 |
| TOTAL de tous les vices, autres que le bégaiement . . . . . . . . . . . | 91 | 75 |
| RÉCAPITULATION de tous les cas de bégaiement. | 304 | |
| TOTAL général de tous les vices de la parole, observés et traités dans l'institut orthophonique . . . . . . . . . . . | 395 | |
| Non guéris par manque de temps et d'assiduité. . . . . . . . . . . | | 47 |
| TOTAL des cures complètes, depuis le mois de novembre 1827 . . . . . . . . . | | 322 |

Je pourrais ajouter à ce tableau quatre muets complètement guéris, dont deux étaient sourds-muets de naissance et deux muets par excès de bégaiement qui leur avait fait perdre l'habitude de parler, l'un des sourds-muets dont il est question est encore chez moi, il entend parfaitement et parle déjà très-bien; il a été présenté il y a deux ans à l'Académie de médecine avant son traitement, ainsi que les deux autres muets par excès de bégaiement. Bientôt je publierai un mémoire sur ces quatre observations.

# TABLEAU STATISTIQUE DES PERSONNES BÈGUES EN FRANCE,

*D'après les renseignemens que j'ai pu me procurer, soit de Paris, et de plusieurs départemens, par les Conseils de révision pour le recrutement de l'armée, soit par tout autres moyens.*

---

## NOMBRE PRÉSUMÉ

— *d'Hommes* bègues, calculé sur 12,000,000 d'individus, dans la proportion de un sur 2,500. . . . . . . . . . . . . . . . . . . . . . . . . . . . . . . 4,800

— *de Femmes* bègues, calculé sur 11,000,000 d'individus, dans la proportion de une sur 20,000. . . . . . . . . . . . . . . . . . . . . . . . . 550

— *d'Enfans* bègues, avant quinze ans, calculé sur 10,000,000 d'individus, dans la proportion du septième parmi les bègues. . . . . . . . . . . . . 764

— *de Français* bègues, de tout sexe et de tout âge, calculé sur 33,000,000 d'individus, dans la proportion de un sur 5,397. . . . . . . . . . . . . 6,114

## NOMBRE PRÉSUMÉ DES BÈGUES,

*Dans les quatre parties du monde, calculé d'après la France.*

En Europe, sur 180,000,000 d'habitans. . . . . . . . . . . . . . . . . . 33,349

En Asie, sur 550,000,000 d'habitans. . . . . . . . . . . . . . . . . . . 101,900

En Afrique, sur 150,000,000 d'habitans. . . . . . . . . . . . . . . . . . 27,790

En Amérique, sur 60,000,000 d'habitans. . . . . . . . . . . . . . . . . . 11,110

Dans le monde entier, sur 940,000,000 d'individus.    Total. . . . . . . 174,149

---

*Nota.* Dans ces calculs, je n'ai voulu parler que des individus affectés d'un bégaiement assez apparent, et non de ce vice très-léger et des autres vices de la parole; mes calculs seraient beaucoup plus élevés s'il en était autrement.

# EXTRAIT

## Instrumens de chirurgie imaginés par M. COLOMBAT.

### ACCOUCHEMENT.

*Forceps pelvimètre, céphalomètre*, offrant une articulation plus facile et plus solide que les autres et étant plus portatif, parce que ses branches se plient au moyen de charnières. . . . . . . . . . . . . . . . . . . . . . . . . . . . . . . . . . . 5o fr.

*Tire-tête*, qui a l'avantage d'être placé et retiré très-facilement. . . . . . . . . . 15 fr.

### AMPUTATIONS.

*Compresseur* qui peut non seulement s'appliquer sur les artères brachiales et crurales, mais encore sur les artères inguinales et axillaires. Cet instrument, qui ne comprime que sur deux points, offre de grands avantages aux chirurgiens militaires et à ceux qui sont souvent obligés d'opérer presque seuls et sans le secours d'aides intelligens. . . . . . . . . . . . . . . . . . . . . . . . . . . . . . . . . . . . . . . . . . . 35 fr.

*Artériodome*, ou *pince porte-nœud* pour lier seul les artères rétractées dans les chairs ou logées profondément dans un espace étroit. . . . . . . . . . . . . . . . . 10 fr.

*Porte-nœud*. . . . . . . . . . . . . . . . . . . . . . . . . . . . . . . . . . . . . . . . 2 fr.

### BÉGAIEMENT.

*Refoule-langue*. . . . . . . . . . . . . . . . . . . . . . . . . . . . . . . . . . . . . . 5 fr.

### OPÉRATIONS FAITES DANS LA CAVITÉ BUCCALE.

*Pince courbe* pour saisir les amygdales. . . . . . . . . . . . . . . . . . . . . . . . 10 fr.

*Deux couteaux amygdalotomes*. . . . . . . . . . . . . . . . . . . . . . . . . . . . . 6 fr.

*Stomatoscope*, pour faciliter toutes espèces d'opérations dans la cavité buccale. 15 fr.

*Clef* pour extraire les dents sans démonter le crochet. Cet instrument a l'avantage d'être plus portatif et moins douloureux dans son application. . . . . . . . . . . . 12 fr.

*Denticeps* pour extraire les fortes molaires. . . . . . . . . . . . . . . . . . . . . . 15 fr.

*Davier à ressort* pour les incisives. . . . . . . . . . . . . . . . . . . . . . . . . . . 6 fr.

*Pince porte-fil*, pour la staphyloraphie. . . . . . . . . . . . . . . . . . . . . . . . . 10 fr.

*Ciseau ostéotome à double levier*, pour l'extirpation de l'os maxillaire supérieur. 12 fr.

### CATHÉTÉRISME.

*Sonde d'homme* pour éviter les fausses routes ; en argent. . . . . . . . . . . . . 8 fr.

### TAILLE ET LITHOTRITIE.

*Cystotome à quatre lames* pour pratiquer les tailles sous-pubienne, quadrilatérale, bi-

latérale et latéralisée; cet instrument, peu compliqué, réunit trois lithotomes en un seul. . . . . . . . . . . . . . . . . . . . . . . . . . . . . . . . . . . . . . . . . . . 5o fr.
*Litholabe* pour retirer les calculs de la vessie après que cet organe est ouvert. . 20 fr.
*Kiotome* ou *coupe-bride.* . . . . . . . . . . . . . . . . . . . . . . . . . . . . . . . 6 fr.
*Syphon à mèche* pour faciliter l'écoulement des urines après la taille hypogastrique. 16 fr.
*Litho-trito-labe* ou *brise-pierre à chaine.* . . . . . . . . . . . . . . . . . . . . . . 6o.fr.
*Sonde* pour extraire les calculs engagés dans le canal de l'urètre. . . . . . . . . 18 fr.
*Fraise excentrique.* . . . . . . . . . . . . . . . . . . . . . . . . . . . . . . . . . . 25 fr.

### FISTULE A L'ANUS.

*Sonde à lame cachée* pour opérer les fistules à l'anus. . . . . . . . . . . . . . . . 6 fr·

### FISTULE URINAIRE.

*Aiguille en spirale* pour les fistules recto-vésicales et vésico-vaginales. . . . . . . 6 fr.

### HERNIES.

*Bistouri caché* pour opérer les hernies étranglées. . . . . . . . . . . . . . . . . . 6 fr.
*Bandage ombilical* qui comprime à volonté et localement. . . . . . . . . . . . . 20 fr.
*Id.* pour comprimer les seins squirrheux. . . . . . . . . . . . . . . . . . . . . . 20 fr.
*Id.* pour contenir les hernies inguinales et crurales sans ressort. . . . . . . . . . 4 fr.

### AUSCULTATION MÉDIATE.

*Sthétoscope* plus portatif à tubes rentrans. . . . . . . . . . . . . . . . . . . . 5 fr.

### OPÉRATIONS SUR LA MATRICE ET LE VAGIN.

*Speculum uteri* brisé. . . . . . . . . . . . . . . . . . . . . . . . . . . . . . . . 3o fr.
*Hystéroscope* ou miroir concave pour examiner le col utérin. . . . . . . . . . 15 fr.
*Hystérolabe* ou sonde à crochets pour l'extirpation de la matrice dans le cas de destruc-
tion du col. . . . . . . . . . . . . . . . . . . . . . . . . . . . . . . . . . . . 12 fr.
*Utéroceps* ou érigne à quatre branches pour abaisser la matrice. . . . . . . . . 15 fr.
*Hystérotome* pour l'amputation du col utérin d'après une nouvelle méthode. . . 45 fr.
*Polypodome* pour la ligature des polypes de la matrice . . . . . . . . . . . . . 15 fr.
*Id.* à chapelet pour la ligature de ceux du vagin. . . . . . . . . . . . . . . . 6 fr.
*Couteau convexe* pour détacher l'utérus du vagin. . . . . . . . . . . . . . . . 4 fr·
*Id.* à lame cachée pour couper les ligamens larges. . . . . . . . . . . . . . . 12 fr.
*Id.* à lame montée en faux pour inciser les végétations siégeant sur le col de l'u-
térus . . . . . . . . . . . . . . . . . . . . . . . . . . . . . . . . . . . . . . 4 fr.
*Pince-porte ligature* pour lier les artères utérines. . . . . . . . . . . . . . . . 10 fr.
*Compresseur* pour arrêter les hémorragies utérines. . . . . . . . . . . . . . . 15 fr.
*Porte-sangsues* pour faire des applications sur le col utérin, dans le vagin, au périnée,
à l'anus, dans la bouche; tous réunis. . . . . . . . . . . . . . . . . . . . . . 10 fr.

Tous ces instrumens ont été présentés à l'Académie de médecine.

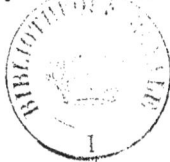